Dedicado
a
encontrar el coraje
y la fuerza
para
"CAMBIAR"

Tapa blanda ISBN: 979-8-9927261-2-1
E-book ISBN: 979-8-9927261-3-8

Derechos de autor© Jeff Shammah 2025
Todos los derechos reservados, incluido el derecho de reproducción total o parcial en cualquier forma.

Elegir: Un Estilo de Vida Saludable

(¡Tomar Acción!)

By Jeff Shammah

Simplicidad

Los libros sobre Ejercicio son:

1. Corto y fácil de leer.

2. Cambio- la necesidad y la necesidad de ello a lo largo de la vida.

3. Menos es más / **Calidad** sobre Cantidad.

4. Copia- inspírate con, pero no copies las rutinas de otros (una talla no sirve para todos).

5. Piensa- por ti mismo, sé **CONSCIENTE**, encuentra un profesor (orientación) y pon en el **TRABAJO,** para encontrar tu propia receta de ejercicio.

6. Herramienta de Referencia- para ser leído y releído a lo largo de tu vida, con el fin de **CRECER CONTIGO.**

7. Resultados a largo plazo en lugar de **RESULTADOS TEMPORALES.**

Principio Universal

Nosotros "Seres Humanos" somos demasiado complejos para ser colocados en una categoría.

Nuestra diversidad y nuestra complejidad requieren Recetas de Salud Individuales.

El Comienzo

A través de los libros:

Ejercicio. ¿Por qué? (Libro 1),
¿Como? (Libro 2), y ***¿Qué?*** (Libro 3),

aprendiste sobre la importancia del **EJERCICIO** y la necesidad de EVITAR programas ÚNICOS PARA TODOS para **JÓVENES, EDAD MEDIA** y **EDAD AVANZADA**. En su lugar, trabajando hacia una **RECETA DE SALUD INDIVIDUAL**. Lo que te ayudará a desarrollar las herramientas y habilidades de afrontamiento necesarias; con el fin de protegerte mental, física y emocionalmente durante los inevitables altibajos de la vida.

En mi carrera como entrenador personal, he trabajado y visto a seres humanos desafiados por la vida **INDEPENDIENTEMENTE DE LA EDAD:**

Juventud-

pubertad, redes sociales y la sensación de invencibilidad e inmortalidad.

Edad Media-

en una encrucijada, lidiando con la confusión y las crisis de la mediana edad.

Edad Avanzada-

envejecimiento, sensación de invisibilidad y pérdida de autoestima.

La Vida, no es necesariamente justa. Así que aquellos que son los más desafiados: defectos genéticos, enfermedades que amenazan la vida, pobreza y prejuicio. Tendrá que trabajar aún más duro para mantener un **ESTILO DE VIDA SALUDABLE Y EQUILIBRADO.** Ya sea que nosotros, **la HUMANIDAD,** estemos desequilibrados (incapaz), o **la TIERRA** a través del cambio climático (no saludable), todavía tenemos una opción:

¿Rendirnos o Luchar?

Al tomar decisiones más saludable, y elegir un estilo de vida más saludable, mejorará nuestra **FUERZA, RESISTENCIA** y **CLARIDAD MENTAL,** al lidiar con los muchos desafíos de la vida. Hemos **EVOLUCIONADO** de cazadores-recolectores (estilos de vida activos) a tecnológicamente avanzados (estilos de vida sedentarios). Podemos convertirnos en **BENEFICIARIOS** de la tecnología y usarla sabiamente para ayudar a resolver los problemas de la vida y mejorar la eficiencia. O, podemos convertirnos en **VÍCTIMAS** de la tecnología al no tomarnos el tiempo para:

Parar, reducir la velocidad, respirar, estirar, comer y beber nutricionalmente, amar y dormir.

Elegir un estilo de vida saludable es **MUCHO MÁS** que un ejercicio, un alimento o una tendencia. Es la decisión de enfrentarse cara a cara con **UNO MISMO**. Nuestras fortalezas, nuestras debilidades, nuestros miedos y nuestras vulnerabilidades. Es aceptar la responsabilidad de **TU PROPIA SALUD**. De lo contrario, dependiendo del estado de su salud, nos volvemos vulnerables a:

- estratagemas de marketing
- consejos nutricionales estremos
- tendencias poco saludables
- promesas exageradas de resultados

Una vez que elijamos entendernos mejor a nosotros mismos e incorporar nuestra autoconciencia (verdad), podemos comenzar el proceso de **PERDONARNOS A NOSOTROS MISMOS** (basado en las debilidades percibidas) y mejorar nuestra salud.

No buscando comodidad y gratificacíon instantánea, sino **CAMBIOS Y RESULTADOS DE ESTILO DE VIDA A LARGO PLAZO.**

¿Ahora, tomamos acción!

¡Tomando Acción!

Para "prosperar"
(florecer o crecer vigorosamente)
como seres humanos, necesitamos y requerimos una exposición saludable a:

Amor- de uno mismo, de la familia y de los demás.

Sueño- estableciendo ciclos de sueño regulares.

Nutrición-combustible.

Trabajo-propósito y responsabilidad.

Ejercicio-movimiento y automantenimiento.

Música-nuestra conexión espiritual con el universo.

Danza-nuestra autoexpresión de nuestro espíritu.

Arte-nuestra creación física del espíritu.

Naturaleza-aire fresco, crecimiento que da vida y nuestro yo más básico y primitivo.

Meditatión-autodescubrimiento y autocomprensión.

"Con el fin de estar verdaderamente sano."

Amor

Cuidar tu **"YO"** mental, emocional y físico a través del ejercicio, es un signo de amor propio y una appreciación del REGALO DE LA VIDA. Le dice a tu **FAMILIA**, seré capaz de estar ahí para ti cuando sea necesario.

Es la demostración del respeto por **los DEMÁS** a tu alrededor, y el deseo de ser tu **MEJOR YO** mientras compartes la vida con ellos

> Una apreciación *del* regalo de la vida.

Sueño

El sueño le permite recuperarse del estrés de formar una familia, trabajar y socializar con los demás; y la **RECUPERACIÓN** es la clave para los resultados.

Mientras dormimos, nuestro **CEREBRO** y nuestro **CUERPO** se limpian, los músculos, los huesos y los tejidos se reparan. Los problemas mentales y emocionales se resuelven, todo en preparación para el día siguiente. Establecer **CICLOS DE SUEÑO REGULARES** y **PATRONES DE SUEÑO SALUDABLES** durante un ciclo de 24 horas (ritmo circadiano) y permitir un **EQUILIBRIO HORMONAL** adecuado, es crucial para una buena salud.

Obviamente, ser un nuevo padre y cuidar de un bebé, así como las emergencias de la vida, hará que esto sea difícil y, a veces, imposible. Pero ser consciente de la importancia del sueño, y planificar y mejorar el número de horas, horas de comida, colchón, almohada y condiciones ambientales (limitando la exposición a dispositivos tecnológicos, persianas oscuras de las ventanas); antes de ir a la cama, ayudará.

Así como hablar con su médico o especialista en sueño cuando sea necesario.

Nutrición

Todos los profesionales de la salud (especialmente los nutricionistas) aprenden sobre la necesidad del cuerpo de nutrición (combustible).

Macronutrientes- carbohidratos (simple/complejos), grasas (saturadas/insaturadas) y proteínas (animales/plantas).

Micronutrientes- vitaminas, minerales, agua etc.

Cada uno tiene una función única y juega un papel vital en la salud de su cuerpo. El cuerpo no puede funcionar correctamente sin **TODOS ELLOS.** Elegir uno sobre el otro es engañoso y potencialmente peligroso.

Ejemplos de excepciones son:

- Reacciones alérgicas a los alimentos
- Diabetes, trastornos digestivos, intolerancias
- Creencias religiosas, traditionales y personales
- Miedos climáticos

La nutrición afectará su:

• Metabolismo - aumentarlo o reducirlo, dependiendo de los intervalos de comida adecuados (tiempos) y el volumen de alimentos.

• Azúcar en la sangre - aumenta o baja, depediendo de LO que comas e intervalos (tiempos).

• Estado de ánimo y comportamiento - los alimentos procesados, ricos en azúcar, grasas y sodio, pueden provocar cambios de humor y un cambio en nuestro comportamiento.

• Calidad del sueñ̃o - demasiado alcohol, refrescos, cafeína y comer en exceso justo antes de acostarse, puede interrumpir el sueño.

• Resultados del Ejercicio - sin una nutrición adecuada, el cuerpo no puede reparar y reconstruir el tejido muscular. Rehidratar y regular el PH y el equilibrio de los fluidos (acidez/alkalinidad).

• Inadecuado aumento de peso/pérdida de peso - ya sea demasiado o demasiado rápido.

Llevando a problemas de salud peligrosos y **FALTA DE RESULTADOS A LARGO PLAZO.**

- **Agua-** después del oxígeno, es el segundo nutriente más importante. Afecta y está involucrado en todos los procesos por los que pasa el cuerpo. Mantener una hidratación adecuada es clave para una mente y un cuerpo sanos.

Comience su día con un vaso de agua, un desayuno nutritivo, luego café (no con el estómago vacío).

Al tomar la decisión sobre cómo alimentar adecuadamente su cuerpo y respetar sus necesidades individuales, hablar con un **NUTRICIONISTA** certificado ayudará.

> Agua *es el segundo* nutriente más importante.

Trabajo

El trabajo ayuda a inculcar disciplina y nos proporciona **PROPÓSITO** y **RESPONSABILIDAD**.

Cuando se aplica a todos los aspectos de nuestras vidas:

- **SALUD**
- **FAMILIA**
- **EMPLEO**
- **CUIDADO DE LOS DEMÁS**
- **MEDIO AMBIENTE**

Nos permite alcanzar nuestro máximo potential.

Hay muchas personas con potencial…pero pocas que alcanzan todo su potencial.

La diferencia entre decir que puedo hacer algo, y hacerlo de verdad…

¡es la acción realizada!

Ejercicio

Después de haber trabajado con individuos a lo largo de décadas de sus vidas, semanalmente, **la REALIDAD SE ESTABLECE.** Que ser capaz de mantener la salud de uno requiere una **VARIEDAD** de formas y **TÉCNICAS,** que **CAMBIAN** de acuerdo con la **SITUATION, EDAD, ENFERMEDAD** y **LESIÓN** del individuo. Nunca deberíamos hacer ejercicio al aire libre, en un gimnasio o en casa, sin ser **CONSCIENTES** de esto. Ejercitar sin pensamiento o plan previo, y elegir cualquier pieza de equipo en el gimnasio; es como elegir a cualquier médico en un hospital, en lugar de al específico se sus necesidades.

La forma en que nuestro médico general (médico de atención primaria) nos guía y recomienda un **ESPECIALISTA** cuando sea necesario; un entrenador personal lo guía en la elección adecuada de ejercicio y equipo.

Esta elección adecuada de ejercicio, ahora más que nunca, necesita modificación. Debido al **USO EXCESO DE LA TECHNOLOGÍA.** La postura sentada, encorvada y el uso repetitivo de los hombros, las manos y los dedos. A menudo conduce a problemas de **OJOS, CUELLO, HOMBROS, BRAZOS, MUÑECA** y **DEDOS.**

Haciendo hincapié en la necesidad de "Ejercicios Posturales":

- **Un núcleo fuerte-** músculos abdominales, inferiores de la espalda y glúteos.

- **Movimiento y Estiramiento-** para restaurar la flexibilidad del cuello, el hombro, la espalda, la cadera y la ingle. Y, contrarresta el estilo de vida sedentario y las articulaciones congeladas que provienen de un rango limitado de movimiento.

- **Glúteos (nalgas), tracción y fortalecimiento hacia altrás**

- Puentes de glúteos, sentadillas, estocadas, pliés y levantamientos de piernas.
- Espalda baja: ascensores de avión, nadador y superman.
- Pulldowns lat de la espalda superior, pull ups, chin ups y filas con mancuernas.
- Hombro: Elevaciones laterales hacia atrás del deltoides posterior.

• Músculos Abdominales

- **Rectus abdominal** (centro) mantiene los órganos internos en su lugar y estabiliza el cuerpo durante el movimiento.

- **Pyramidalis** (base del hueso púbico) ayuda a mantener la presión interna.

- **Los oblicuos externos** (lados hacia el medio) permiten que el tronco del cuerpo gire de lado a lado.

- **Los oblicuos internos** (lado lateral del abdomen justo dentro del hueso de la cadera) ayudan a torcer y girar.

- **Transversus abdominis** (más profundo, debajo de los oblicuos internos y externos) ayuda a estabilizar el tronco y a mantener la presión abdominal interna.

Estas fuertes bandas de músculos que bordean las paredes de su abdomen, ayudan a proteger su columna vertebral. Mantenga la **POSTURA,** el **EQUILIBRIO** y resista **los EFECTOS NEGATIVOS DE LA GRAVEDAD** que nos presionan con el tiempo.

> La orientación adecuada es NECESARIA, en la ELECCIÓN y USO, de los ejercicios abdominales.
> Para EVITAR DISTENSIONES y HERNIAS.

- **Entrenamiento de fuerza**-levantamiento de pesas:

- para reducir la **PÉRDIDA MUSCULAR** (atrofia/sarcopenia)
- ralentizar la **PÉRDIDA DE DENSIDAD ÓSEA** (osteoporosis)
- aumentar el **METABOLISMO**
- mejorar la **COMPOSICIÓN CORPORAL** (proporción de músculo a grasa)

- **Cardio**

- fortaleciendo el **músculo del CORAZÓN** (órgano).
- **SISTEMA CARDIOVASCULAR** (vasos sanguíneos y su elasticidad).
- mejora de la **ABSORCIÓN MÁXIMA DE OXÍGENO** (V02 máx).

Hay muchas opciones:

Calisthenics (peso corporal)

Yoga, artes marciales, gimnasia, danza, boxeo, ballet, natación, correr, ciclismo, remo, senderismo, escalada, caminar, etc.

Pesas Libres (equipo funcional)

Barras, mancuernas, pesas rusas, bandas elásticas, pelotas de estabilidad, tablas de equilibrio, etc.

Máquinas

Para seguridad y facilidad de uso (prensa de piernas/ lat pulldown, etc.)

Su elección de programa de ejercicios debe contener los 7 Componentes de la Aptitud Física:

1. Fuerza Muscular
La cantidad de peso que puede levantar o mover con la máxima fuerza, durante un **CORTO** período de tiempo.

2. Resistencia Muscular
Contracciones repetidas contra una carga (peso) durante un período de tiempo **EXTENDIDO**.

3. Flexibilidad
Rango de movimiento se sus articulaciones.

4. Equilibrio
Distribución igual del peso.

5. Coordinación
La capacidad de usar diferentes partes del cuerpo juntas, sin problemas y de manera eficiente.

6. Agilidad
Una capacidad para cambiar la posición del cuerpo rápida y fácilmente.

7. Velocidad
El acto o estado de moverse rápidamente (velocidad), o tasa de rendimiento.

Y las *variables* que afectan a estos componentes y tipo de ejercicio:

Intensidad (qué tan difícil)
Su frecuencia cardíaca, esfuerzo percibido, o nivel de resistencia.

Duración (cuánto tiempo)
Tiempo total dedicado a ejercitarse, en una sola sesión.

Frecuencia (con qué frecuencia)
El número de veces que haces ejercicio por semana.

Recuperación (modalidades)
Sueño, masajes, terapias de frío y calor, ungüentos, rodillo y bolas de espuma, meditación, etc.

> Todo aplicado de manera
> **PROGRESIVA, CONSISTENTE**
> y **PACIENTE.**

Es **NECESARIA** la orientación e instrucción sobre su uso, por parte de un profesor **ACREDITADO** (con licencia/certificado) y **EXPERIMENTADO**. Al aprender a hacer ejercicio **ADECUADAMENTE** y **SEGURAMENTE**.

Música

Ya sea escuchando, bailando, cantando, tocando, componiendo o dirigiendo. La música es **NUESTRA CONEXIÓN ESPIRITUAL CON EL UNIVERSO.** Su fuerza vibratoria y sonido tienen el poder de elevar o bajar nuestros espíritus, unirnos o separarnos, infundir miedo o evocar (traer o recordar) gran alegría. Entendido y utilizado en todo el mundo para COMUNICAR, CURAR y MEJORAR LA SALUD.

> La música es nuestra conexión espiritual con el universo.

Baile

NUESTRA AUTOEXPRESIÓN DE ESPÍRITU.

Se utiliza para rendir homenaje y respeto a nuestros antepasados. Para comunicar historias y dar mensajes. Para la autodefensa y el intercambio. Una forma de liberación **MENTAL, EMOCIONAL, y FÍSICA.** Una práctica en todo el mundo que toca una necesidad innata (natural) y una respuesta de nosotros.

Baile es
nuestra autoexpresión
de espíritu.

Arte

Observarlo, crearlo, inspirarse o conmoverse emocionalmente. Tiene el poder de comunicarse y contar historias.

EL ARTE es NUESTRA CREACIÓN FÍSICA DEL ESPÍRITU.

El arte es nuestra creación física del espíritu.

Naturaleza

Montañas, Oceanos, Ríos,

Árboles, Plantas, Animales e Insectos, etc.

- Aire Fresco
- Crecimiento que de la vida y... nuestro

"Yo Primormal"

Más Básico

Naturaleza es nuestra "Yo Primormal"

Meditación

Hacer tiempo para:

- Tranquilidad (calma)
- Conversación interna "Auto"
- Quietud

Condirá hacia el **"AUTODESCUBRIMIENTO"** y la **"AUTOCOMPRENSIÓN"**.

Meditación condirá hacia el autodescubrimiento y la autocomprensión.

Respiración, Meditación y Ejercicio

Durante demasiado tiempo, los individuos han elegido **MENTE** (cerebral) o **CUERPO** (físico).

TIENE QUE SER AMBOS (sistema nerviosa) para que seamos seres humanos equilibrados y saludables. La práctica de respirar en varias posturas a través de **MOVIMIENTO** y ejercicios **SIN MOVIMIENTO**; permite que nuestro **CEREBRO** y **CUERPO** se reinicien, recarguen, fortalezcan y limpien.

Por lo tanto, functiona mejor.

Esto incluye:

- Respiración general en reposo.
- Dar a luz, respiraciones atléticas, cantar (una enorme liberación de poder).
- Enfermedades y dolencias respiratorias (asma/COPD).
- Respiraciones Meditativas (duras y suaves).

NO hay "UNA FORMA CORRECTA" para respirar. Depende de la circunstancia, el sistema, la técnica y la persona. Lo que más importa es que encontramos un maestro calificado con experiencia que nos muestre cómo y nos guíe para mejorar nuestra respiración.

Árbol Humano

Criando, Nutriendo, Ejercitando, Meditando

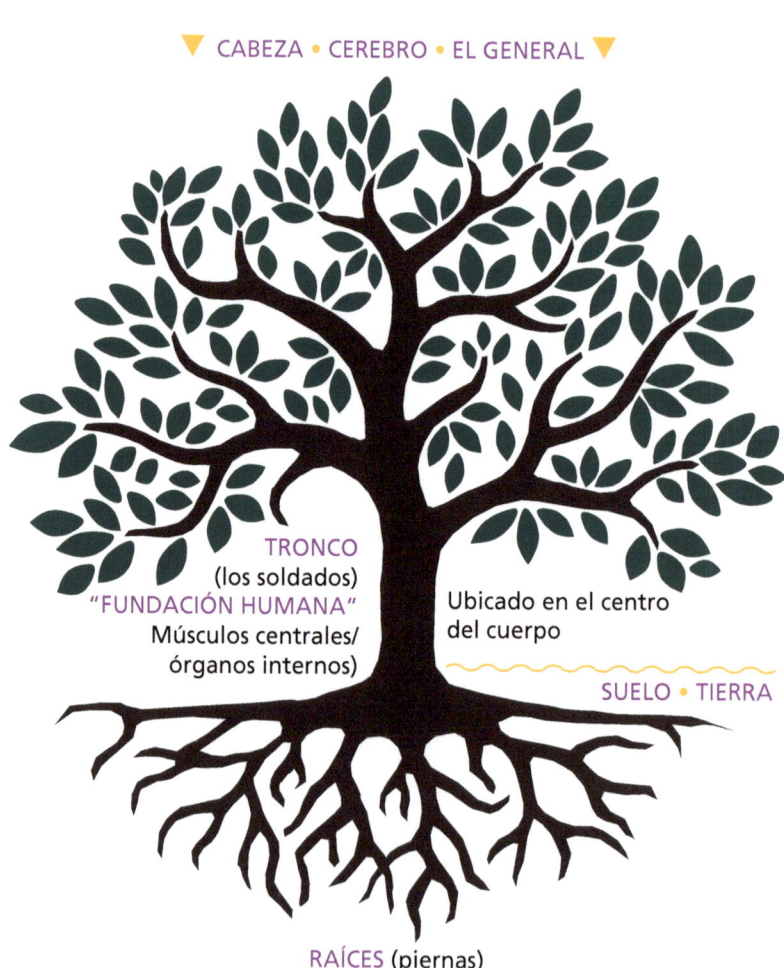

▼ CABEZA • CEREBRO • EL GENERAL ▼

TRONCO
(los soldados)
"FUNDACIÓN HUMANA"
Músculos centrales/
órganos internos)

Ubicado en el centro
del cuerpo

SUELO • TIERRA

RAÍCES (piernas)
CONECTADAS A TIERRA

EL ÁRBOL (humano) es uno de los mejores ejemplos de la vida para que aprendamos y emulemos al realizar nuestros ejercicios.

Para estar **SIMULTÁNEAMENTE** conectado a la tierra (piernas), mientras crece hacia arriba a través del **TRONCO** (núcleo), y se expande hacia afuera (cabeza y brazos) hacia el cielo.

Así, que, empieza a "tomar acción" para **INCORPORAR** un poco de cada uno de estos en tu vida, ¡y disfruta el VIAJE HACIA UNA MEJOR SALUD!

¡Disfruta el viaje hacia una mejor salud!

Observaciones

sobre,

Ejercicio

y

Salud

Secretos

NO hay "alimentos secretos" ni "ejercicios secretos". Lo que funciona para una persona, no necesariamente funciona para otra. Lo que funcionó durante un período de tiempo en la vida, no necesariamente funcionará durante otro período de tiempo en la vida.

Buscar estos es perezoso y potencialmente peligroso para tu salud. En su lugar, elija un enfoque completo y equilibrado para su rutina de salud.

Incluyendo una **GRAN VARIEDAD DE ALIMENTOS INTEGRALES** (alimentos mínimamente procesados, cercanos a su forma natural). Siempre teniendo en cuenta sus necesidades individuales, alergias y tolerancias.

Mantenga la **MENTE ABIERTA** a **TODAS LAS FORMAS DE EJERCICIO** y su uso adecuado.

Continuando aprendiendo sobre qué **AGREGAR** y qué **ELIMINAR,** de su rutina **A MEDIDA QUE ENVEJECES.**

Edad de Oro

La sabiduría es el uso adecuado de la experiencia (libro1).

"Realmente somos lo que pensamos". Concéntrate en lo que has ganado (positivo). NO, en lo que has perdido (negativo).

Con el fin de:

- Párese y camine (dolor de espalda, ciática).
- Juega con tus nietos y participa en sus vidas.
- Mantén tu **INDEPEDENCIA** y abre **NUEVOS CAPÍTULOS** (aficiones) en tu vida.

¡Tomo mucha energía!

A diferencia de un estilo de vida deprimente, sedentario y solitario. Esto requerirá el **DESPERTAR** del **NIÑO DENTRO**. Pero, con sabiduría, experiencia y conocimiento.

Asegúrese de encontrar un profesor con suficiente experiencia para trabajar con personas mayores. **CAPAZ DE MODIFICAR** los ejercicios, y desarollar **GRADUALMENTE** su capacidad para rendir plenamente.

No, talla única para todos.

Alineación Corporal

y Distribución del peso

- Cuando lleve bolsas, trate de distribuir el peso de manera uniforme en ambos lados del cuerpo. SI NO, esto, con el tiempo (años), conducirá a una desalineación y a una mala postura a medida que envejecemos.

- Silla o sofá favorito (en casa)-céntrate mientras ves la televisión, usas la tecnología o lees. Concéntrese en la alineación adecuada, la postura y el soporte de su columna vertebral.

Para evitar la formación, con el tiempo, de malos hábitos posturales y dolor en las articulaciones.

- Aborde los problemas de los pies-use zapatos, zapatillas y pantuflas adecuados, de acuerdo con sus necesidades individuales. Si tus pies son propensos a:

- *Inversión* (el pie gira hacia adentro).
- *Eversión* (el pie gira hacia afuera).
- *Supinación* (el pie rueda hacia afuera).

- **Pronación** (el pie rueda hacia adentro).
- **Pies Planos** (problemas de tendón/problemas de ligamentos/arcos caídos).

Para evitar problemas futuros con los pies, tobillos, rodillas y espalda.

Es necesario hablar y trabajar con un **PODÓLOGO** (médico de los pies), para evaluar la mecánica de su pie y recomendar opciones de tratamiento adecuadas.

Para condiciones y tratamientos de alineación total del cuerpo y realineación (musculoesquelético), es necesario hablar y trabajar con un **QUIROPRÁCTICO** o **ESPECIALISTA en ALINEACIÓN** con licencia, para obtener respuestas y orientación.

Pérdida

o aumento de peso rápido (usando atajos)

El uso de **DROGAS** o **DIETAS EXTREMAS** sin la orientación y supervisión adecuadas de su médico o nutricionista, puede aumentar el potencial de EFECTOS SECUNDARIOS PELIGROSOS PARA SU SALUD Y ÓRGANOS INTERNOS.

Y, todavía no aborda los 7 componentes de la aptitud física. Fuerza muscular, resistencia muscular, flexibilidad, equilibrio, coordinación, agilidad y velocidad.

A menudo conduce a un **AUMENTO DE PESO aún MAYOR** más tarde, o a una enfermedad.

> Es necesaria una orientación y supervisión adecuadas por parte de un profesional.

Higiene Dental

El cuidado y el mantenimiento adecuados de sus **DIENTES** y **BOCA** son cruciales para su bienestar total.

> La orientación y el cuidado de su **DENTISTA** son necesarios.

Forma y Progresiones

En cualquier etapa de su rutina de salud: principiante, recuperación de una enfermedad o lesión.

No vas al 100%.

En su lugar, deberías mejorar a través de etapas (progresiones).

Para obtener **RESULTADOS DURADEROS** y EVITAR LESIONES, es necesario utilizar **LA FORMA ADECUADA** y **LAS PROGRESIONES**.

Practicado durante varios meses y años. NO, días y semanas.

Genética

A menudo, las personas compran o copian la rutina de ejercicios de otra persona. Pensando que se parecerán a ellos. Copiar el entrenamiento de tu persona favorita, NO te dará su cuerpo (genética). Solo puedes mejorar dentro de tu potencial individual.

Pero, todos pueden mejorar su salud, apariencia y cómo se sienten.

LA GENÉTICA Y **LA INDIVIDUALIDAD** tendrán prioridad.

En su lugar, úselos para **INSPIRACIÓN** y **ORIENTACIÓN,** sobre cómo alcanzar **TU POTENCIAL INDIVIDUAL.**

Recuperación
(Libro 1)

¡Sí, puedes exagerar cualquier cosa!

A medida que avanzamos en la vida, **"MÁS DE TODA"** no necesariamente se traduce en mejores resultados. Pero a menudo:

Agotamiento, Desequilibrio e Infelicidad.

Aprenda a trabajar **MÁS INTELIGENTE** y **MÁS EFICIENTEMENTE** a través de la **RECUPERACIÓN** adecuada (nutrición y sueño).

Para lograr la **"CLARIDAD"** y tomar decisiones más sabias.

Nosotros, como Seres Humanos, no necesitamos que nos guste el ejercicio. Pero, necesitamos entender la necesidad del ejercicio.

Hay muy poco, o nada, que una persona puede hacer:

- No podemos cuidar **DE NOSOTROS** ni de nuestra **FAMILIA**.
- No podemos ir a **TRABAJAR**.
- No podemos **SOCIALIZAR**.

...si a menudo estamos **ENFERMOS** o **HOSPITALIZADOS**.

> Se requiere *ejercicio* para *moverse* y *functionar bien*.

Obstáculos

(a nuestro crecimiento)
y

"Amnesia Conveniente"

Se dice que:

Escuchamos lo que queremos escuchar...
vemos lo que queremos ver...

"Amnesia Conveniente"

(eligiendo ignorar lo que está justo frente a nosotros, y olvidar a propósito las lecciones pasadas).

¿Cómo rompemos este ciclo?

Necesitaremos dominar la capacidad de **RALENTIZAR LAS COSAS** (meditación).Una habilidad que necesita ser practicada.

QUIETUD-cuando somos incapaces de estar quietos:
- Escuchando y prestando atención
- Observar y admirar paisajes (naturaleza)
- Dormir y recuperarse
- **MEDITACIÓN**

Es un signo de **DESEQUILIBRIO** en el **SISTEMA NERVIOSO** (mente y cuerpo).

El **"CUERPO HUMANO"** cuando funciona correctamente, no necesita un uso EXCESIVO de:

- Tecnología
- Cafeína, bebidas energéticas, drogas, alcohol o comida basura

El **USO EXCESO** de estos, es un signo de vida desequilibrada. Demasiado de una cosa (estrés) y no suficiente de la otra (recuperación).

EL COMPORTAMIENTO EXTREMO crea **RESPUESTAS EXTREMAS** por parte del cuerpo. Y, el comportamiento extremo proviene de una falta de **EQUILIBRIO** y una falta de **PREVENCIÓN.**

TOMAR ACCIÓN no significa esperar a que alguien más nos dé todas las respuestas. Es aceptar la responsabilidad de nuestra propia salud y usar adecuadamente a todos los **PROFESIONALES DE LA SALUD** para ayudarnos a guiarnos a lo largo del camino.

No señalar con el dedo...sino mirar hacia adentro.

Cuando un individuo finalmente está listo para cambiar:

Escucharán lo que realmente se dijo...
No lo que eligieron escuchar.

Verán lo que realmente está allí...
No lo que eligieron ver.

Y sobre todo, escucha en primer lugar su "voz interior", que conoce la **VERDAD.** En lugar de justificar o poner excusas.

A medida que las **MODAS** y **LAS TENDENCIAS VAN** y **VIENEN** en el ejercicio. No caeremos hacia atrás, sino que tendremos sentido a todas las **OPCIONES** y **ELECCIONES** en los programas de ejercicios disponibles.

Al permitirnos tomar mejores decisiones y experimentar RESULTADOS DURADEROS y LONGEVIDAD. Con en enfoque más EQUILIBRADO y HOLÍSTICO de la SALUD.

> Y sobre todo, *escucha en primer lugar su "Voz Interior" que conoce* la verdad.

Reconocimiento

Saber algo...
es hacerlo *(practicarlo)* en tu
vida diaria.

No hablar de ello, hablar es barato
(fácil), hacerlo es un desafío *(trabajo)*.

Para ser **AUTOEMPODERADO,** para dar crédito a **SÍ MISMO** por el crecimiento y la mejora,

"Tienes que hacer el trabajo".

La autoconfianza (autoestima) se fabrica a través del esfuerzo que hacemos para buscar, practicar y aprender a medida que crecemos. No buscando a alguien que nos dé todas las respuestas. Pero en su lugar, para inspirarse en los demás, aprenda de los demás, no copie a los demás.

Es el individuo QUE ELIGE TOMAR ACCIÓN y vivir una existencia más saludable, satisfactoria y llena de amor.

Y luego, elegir COMPARTIR ese ENRIQUECIMIENTO con OTROS.

Continuará...

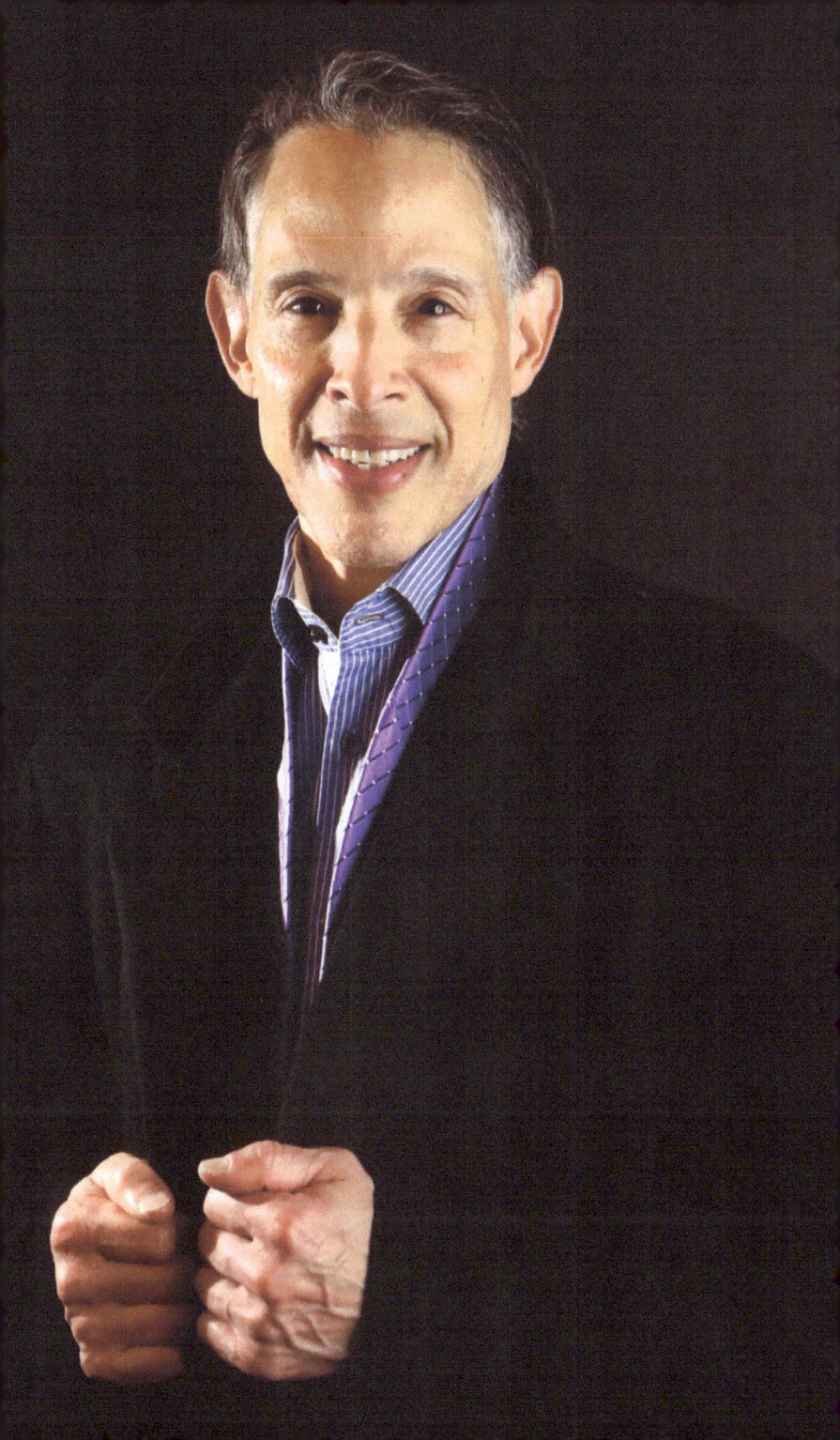

Créditos

Fotografía
Susie Lang

Diseño
Jeffrey Shammah con Gloria Gregurovich

www.ingramcontent.com/pod-product-compliance
Lightning Source LLC
Chambersburg PA
CBHW040934030426
42337CB00001B/10